Stress?!
Der tut nix für dich!

Lifehacks gegen Stress für Eltern

JANET TANNEN

Stress?!
Der tut nix für dich!

Lifehacks gegen Stress für Eltern

Für einen stressfreieren
und glücklicheren
Alltag!

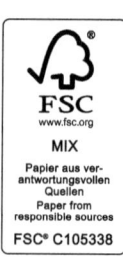

Bibliografische Information der Deutschen Nationalbibliothek:
Die Deutsche Nationalbibliothek verzeichnet diese Publikation
in der Deutschen Nationalbibliografie;
detaillierte bibliografische Daten sind im Internet
über http://dnb.dnb.de abrufbar.

Satz, Herstellung und Verlag:
BoD – Books on Demand, Norderstedt

ISBN 978-3-7562-2847-8

Inhalt

Vorwort

Es ist immer noch ein großer Spagat, wenn du Familie und Beruf unter einen Hut kriegen willst! Auf der Arbeit produktiv und leistungsfähig, kompetent, ständig erreichbar und super flexibel. Zuhause Super-Mom oder Super-Dad, gelassen und konsequent, kreativ und einfühlsam! Natürlich hast du den Haushalt im Griff und es ist immer frisch gekocht bei euch! Oder?

Die Komplexität und die Anforderungen des heutigen Alltags können uns schnell zu viel werden oder überfordern. Wir spüren oft eine tiefe Erschöpfung, fühlen uns erledigt, ausgelaugt und fragen uns wie wir unseren Arbeitsalltag, unsere Ernährung, unser Leben optimieren können, um wieder in Balance zu kommen. Tief im Inneren wissen wir, dass Entspannung und Ruhe das Gebot der Stunde sind, aber an der Umsetzung hapert es, denn als Eltern haben wir einfach NIE ZEIT!

In diesem Buch erhältst du Tipps, wie du die Stressoren in deinem Leben aufspüren und minimieren kannst, um deinen Alltag mit kleinen Lifehacks stressfreier und glücklicher zu gestalten.

1.

To Do's und Mental Load – Warum der Alltag uns manchmal an die Grenze bringt!

„Es gibt Wichtigeres im Leben als beständig dessen Geschwindigkeit zu erhöhen."

· · · · · · · · · · · · · · · · ·

MAHATMA GANDHI

Unser Leben heute ist komplex, laut, schnelllebig und mit Familie sind die To-Do-Listen für alle Lebensbereiche somit ständig in unserem Kopf präsent:

a) Im Job
b) Im Haushalt
c) Familienmanagement
d) Weiteres

Zeit für Ruhe und Erholung fehlt oft und wird auf den Urlaub „verlegt". Die ständige Reizüberflutung und Erreichbarkeit machen uns ein selbstbestimmtes Leben schwer und für Pausen haben wir schlichtweg keine Zeit! Wir befinden uns als Eltern immer in einem Zustand des sog. *mental load*, wo wir gedanklich auf der Arbeit überlegen, ob wir für das Kind schon Mittagessen in der Schule für die kommende Woche bestellt haben oder für die Geburtstagsfeier der Freundin des Kindes schon ein Geschenk haben. Und Abendessen?

Waren noch Eier im Kühlschrank? Weichspüler kann auch gleich auf die Einkaufsliste. Apropos Einkauf: ich wollte für die ehrenamtliche Veranstaltung im Seniorenheim noch Kekse holen.

Sind die Kids abgeholt nach der Arbeit und erzählen von ihrem Tag, sind wir gedanklich bei der Arbeit: die Präsentation muss noch fertig werden zu morgen, die Konferenz nächste Woche beginnt schon 14.00 Uhr, wer holt da die Kinder ab? Ach und die U-Untersuchung der Kleinen war doch bald, die darf ich nicht vergessen ...

Was macht das mit uns?

Dieser Zustand des *mental load* erzeugt Druck und Stress. Stress als Dauerbegleiter ist allerdings ein Gesundheitskiller und macht nicht zuletzt unglücklich. Wer keine Zeit für sich und seine Gesundheit hat, ist auch nicht leistungsfähig für andere!

Das Abschalten und Entspannen fällt schwer und abends fallen wir kaputt auf das geliebte Sofa und hoffen, dass die Kinder schnell einschlafen. Noch Energie? – Fehlanzeige! Und du fragst dich: Kann das alles sein? Warum bin ich immer müde und erschöpft? Es muss doch anders gehen!

Es geht anders! Sei bereit für kleine Veränderungen in bestimmten Bereichen deines Lebens, überstürze nichts, nimm dir Zeit ein neues *Mind-Set* aufzubauen und du wirst wieder glücklicher sein und mehr Freude und Energie im Alltag haben!

ℹ️ Stress als Dauerbelastung

Stress ist aus biologischer Sicht als Anpassungs-
reaktion unseres Körpers auf Gefahren ein sinn-
voller Mechanismus, um uns und unser Leben mit
Kampf oder Flucht zu schützen. In einer Stress-
reaktion brauchen wir schnell viel Energie, daher
werden sog. Stresshormone ausgeschüttet (Cortisol, Adrenalin und Noradrenalin), die eine erhöhte
Glukosezufuhr zum Gehirn und zu den Muskeln
ermöglichen. Die Muskeln sind angespannt, wir
sind konzentriert. Die Herzfrequenz, sowie der
Blutdruck steigen und wir sind somit dank der
Aktivität des Sympathikus bereit der Gefahr zu
begegnen (z.B. früher dem Grizzlybären im Wald,
heute eher der cholerischen Chefin).

Durch Kampf oder Flucht werden die Stresshormone auf natürlichem Wege abgebaut, sodass danach der Parasympathikus übernimmt, die Ver-
dauung und Entspannung einsetzt und wir müde
und hungrig werden. Da wir heute nicht mehr vor
dem Bären flüchten müssen im Alltag, bedrohen
uns *nur noch* moderne Stressauslöser: gedankliche
Vielbelastung (*mental load*), dauernde Sinnesrei-
zungen durch Medien, Lärm, künstliches Licht,
synthetische Düfte und Abgase. Wir bewegen uns

kaum noch und können trotz unseres bewegten Lebens die Stresshormone oft nicht ausreichend abbauen. Diese Dauerstress-Belastung unseres modernen Lebens zieht Entzündungsprozesse im Körper nach sich, die anfangs oft kaum gespürt werden und sich erst mit der Zeit zu den uns bekannten Zivilisations-Krankheiten entwickeln.

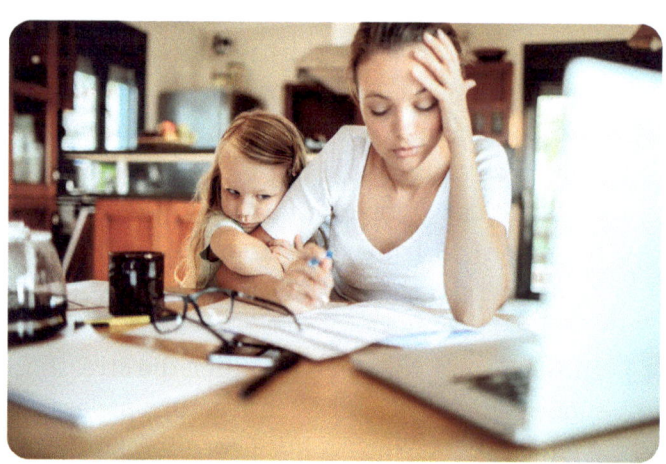

„Wenn du tust, was du immer getan hast, wirst du bekommen, was du immer bekommen hast."

ABRAHAM LINCOLN

2.

Stressfaktoren identifizieren und reduzieren

Welche Lebensbereiche stressen dich am meisten?

Überlege, welche Dinge dich im Alltag besonders stressen. Nimm dir dabei die folgenden Bereiche deines Lebens vor.

a) Im Job
b) Im Haushalt
c) Familienmanagement
d) In der Beziehung
e) Weiteres

Am besten nimmst du dir einen Moment der Ruhe und gehst deinen Alltag gedanklich durch. Bist du ein Listen-Fan, kannst du dir auch die Dinge notieren, die dich im Alltag stören.

Priorisiere anschließend deine Stressoren, indem du überlegst in welchem Bereich du am nötigsten Änderungen vornehmen müsstest.

Reduziere Stressfaktoren, gewinne Zeit und entschleunige dein Leben, um wieder leistungsfähiger zu sein, deine Resilienz zu stärken und um dich auf die wichtigen Dinge im Leben zu konzentrieren. Meist sind es mehrere Bereiche im Leben, die sich mit kleinen Stellschrauben verbessern lassen.

Ich für meinen Teil liebe meinen Job! Aber obwohl ich meinen Job liebe und ihn früher durchaus als meine Berufung angesehen habe, bin ich regelmäßig an meine Grenzen gekommen, weil ich terminlich höchst flexibel sein sollte (mit Kindern!) für Konferenzen und Veranstaltungen, weil ich jeden Tag einen Berg Arbeit zu Hause hatte, der nachmittags oder abends erledigt werden musste, obwohl meine Kinder nachmittags nach Kindergarten und Schule betreut werden wollten (von *Quality-time* ganz zu schweigen!) Meine Wochenenden waren für Arbeit und Haushalt verplant, damit ich wieder Land sehen konnte, bevor es Montags von vorne los ging. Für ausreichend Bewegung und gesunde Ernährung war nur im Urlaub Zeit. Erschöpfung und Müdigkeit waren das Ergebnis! Für mich habe ich einen Weg aus diesem Dilemma anhand von kleinen Lifehacks gefunden, die ich dir im Folgenden vorstellen möchte.

Wenn es dir also ähnlich geht, kannst auch du einiges ändern, um wieder klarer zu sehen, produktiver und gleichzeitig glücklicher zu werden!

Auch das Genießen und die wertvolle Zeit mit deinen Kindern und deinem Partner/deiner Partnerin rücken wieder in den Fokus!

Sehen wir uns die verschiedenen Bereiche an!

a) Im Job

Was stresst dich am meisten in deinem Job? Sind es bestimmte Aufgaben, die Hektik und ständige Erreichbarkeit, der Spagat zwischen Familie und Beruf, die fehlende Wertschätzung oder vielleicht die Missbilligung

18

im beruflichen Umfeld, weil du mit Kindern so unflexibel im Job bist oder etwas ganz Anderes?

Analysiere was dich stresst und leite daraus deine Wünsche ab

Gehe in einem ruhigen Moment in dich (vielleicht bei einer Tasse Kaffee oder Tee oder bei einem Spaziergang durch den Wald?) und versuche für dich zu formulieren was dich stresst am/im Job. Formuliere im ersten Schritt konkrete Gedanken und leite daraus in einem zweiten Schritt Wünsche ab, z.B.:

„Mich stresst es, dass ich am Wochenende immer erreichbar sein soll."

Wunsch: *„Ich wünsche mir feste Zeiten der Erreichbarkeit und entspannte Wochenenden mit der Familie."*

Oder:

„Mich stresst es, dass ich nachmittags nie richtig Zeit habe meine Projekte und Planungen für die Arbeit vorzubereiten, da ich ab 14 Uhr die Kinder habe!"

Wunsch: *„Ich wünsche mir einen kinderfreien Nachmittag in der Woche, wo ich in Ruhe arbeiten kann."*

Setze deine Wünsche um

Überlege gezielt wie du deine Wünsche umsetzen kannst, z.B. kannst du feste Sprechstunden/ Zeiten der Erreichbarkeit etablieren, danach ist dein Handy aus am Wochenende. Du kannst ein bis zweimal die Woche an festen Tagen die Großeltern oder einen Babysitter zur Betreuung der Kinder anheuern, um dich zu entlasten. Vieles ist möglich, wenn du erst einmal die Knackpunkte, die dich stören, gefunden hast und formulieren kannst, was dir hilft im Arbeitsalltag.

Sprich wenn nötig mit deinem Vorgesetzten, um deine Situation zu verbessern.

Plane deine Tage/ Woche

Plane deine Tage, d.h. auch Pausenzeiten, Zeit für dich, den Nachwuchs und nimm dir bewusst Zeit, wo du nichts für die Arbeit tust, z.B. durch den Vorsatz: „Um 16 Uhr bin ich fertig mit der Arbeit, bis dahin spielen die Kinder draußen und danach habe ich Zeit und wir spielen gemeinsam oder basteln." Versuche dann in dieser Zeit auch nicht an die Arbeit zu denken oder deine Mails zu checken. Wenn du Quality-time mit den Kindern vorgesehen hast, so sei im *Hier und Jetzt* und nicht im *Morgen* („Ich muss noch..." – Versuche diese Gedanken zu streichen!).

Vermeide vorab zu volle Tage! Hast du lange Arbeitstage und/ oder Tage an denen vielleicht noch anderweitige Termine hinzu kommen (z.B. Elternabend in der Schule deiner Kinder, Basarkreis der Schule, Konferenz, Fortbildung...), so entlaste diese Tage vorab, z.B. indem du die Großeltern oder deinen Partner/ deine Partnerin einspannst die Kinder abzuholen und zu betreuen zwischen durch, damit du nicht mehrmals am Tag einen Rollenwechsel (Mutter/Vater, Arbeitnehmer/Chef, Kunde, ...) hast und zwischendurch Ruhe ohne Rollenwechsel (Arbeitnehmer/ Chef etc. zu Mutter/Vater) hast, statt noch „Fahrdienst für die Kinder". So bleibst du fokussierter auf eine Aufgabe, z.B. gedanklich bei der Konferenz, die am Nachmittag ansteht.

Pausen und Rituale

Plane bewusst Pausen ein zum Auftanken, wo du nichts für Haushalt oder Arbeit tust! Geh in der Mittagspause z.B. in den Park und genieße dort einen Spaziergang an der frischen Luft oder einen frischen Mittagssnack ohne Smartphone und Gespräche über die Arbeit. Oder etabliere ein Ritual nur für dich, z.B. 10 Minuten Ruhe bei einem Kaffee im Garten nach der Arbeit oder eine Meditation. Wenn du mit den Kindern nach Hause kommst, wäre eine kleine Zusammenkunft aller zum Austausch bei einem „*Obstkreis*" denkbar, um die

Bindung zu stärken, zur Ruhe zu kommen und den weiteren Tagesverlauf zu besprechen.

Mir hilft es gedanklich zur Ruhe zu kommen und mich neu zu strukturieren, wenn ich mit meinem Hund durch den Wald streife. Das geht auch mit den Kindern sehr gut, denn das Waldbaden entspannt alle. Eine gute Freundin von mir zelebriert nach der Arbeit die Ruhe-Pause mit einem besonderen grünen Tee auf ihrem Balkon.

Überlege wann am Tag du eigentlich eine Pause von allem nur für dich brauchst.

Was würde dir gut tun? Bewegung? Ruhe? Ein Telefonat mit der besten Freundin oder ein gutes Essen?

Versuche dann ein neues Ritual zu etablieren! Es muss gar nicht lang sein, manchmal helfen 5-10 Minuten schon aus! Die solltest du dir gönnen (s. Kapitel 7).

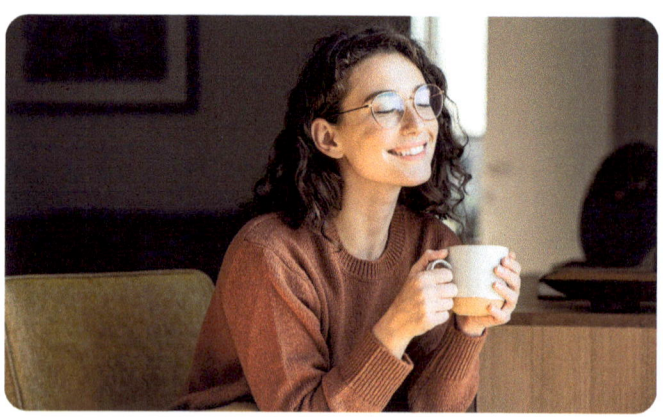

„Pausen und Rituale geben uns Kraft"

Fokussiere was du liebst

Fertige eine Liste an mit den Dingen, die du im Job liebst und die du ungern machst. Gibt es Dinge , die du abgeben kannst, die bei dir gelandet sind, weil sie kein anderer tut oder die du aus Hilfsbereitschaft erledigst? Streiche diese! Wie fühlt sich das an? Traust du dir zu zukünftig öfter *Nein* zu sagen zu solchen Aufgaben? Häufig vermeiden wir ein *Nein* unseren Mitmenschen und Kollegen/Innen gegenüber, weil wir falsche Ängste vor Konsequenzen haben oder meinen es macht uns unbeliebter. Oftmals verstehen die Kollegen aber eine Absage sehr gut, da sie selbst in dem Hamsterrad der To-Do-Listen gefangen sind und nehmen es einem nicht krumm. Im Gegenteil.

Du kannst benennen in welchen Aufgabenfeldern du dich wohl fühlst, was du mit Leidenschaft tust? Vielleicht kannst du die Abteilung, Firma oder Branche wechseln, um zukünftig in den Bereichen tätig zu sein für die du brennst?

Teilzeit

Auch das Reduzieren von Stunden ist eine Maßnahme, um mehr Freizeit zu erlangen, mehr Zeit für dich, für den Nachwuchs und gemeinsame Unternehmungen. Diese Möglichkeit macht allerdings nur Sinn, wenn dabei kein finanzieller Druck auf der anderen Seite entsteht. Sollte das so sein, lässt sich darüber nachdenken, welchen finanziellen Ballast du im Leben abwerfen könntest, um dein Ziel zu realisieren.

Wenn du bei diesem Punkt ein Problem entdeckst, du dir innerlich wünschst mehr Zeit für die Kinder zu haben und weniger zu arbeiten, aber die finanziellen Verpflichtungen bedienen musst (gerade als Hauptverdiener), so denke intensiver und problemorientiert über Veränderungen nach, die nachhaltiger sind und zu mehr Zufriedenheit eurer Familie beitragen.

Beispiel: Du arbeitest in der Stadt, könntest auf das regelmäßige Radfahren umsteigen, da du dich sowieso aktiver im Alltag bewegen möchtest und verkaufst das Zweitauto der Familie, um Kosten einzusparen. Damit trägst du noch einiges zum Umwelt- und Klimaschutz bei und bist deinen Kindern ein gutes Vorbild.

Nicht jeder Termin, ist ein wichtiger Termin!

Reduziere Termine wo du kannst! Fortbildungen und Seminare lassen sich gemütlich von zuhause aus abhalten, vor allem seit der Corona-Pandemie ist das Angebot in allen Bereichen groß und viele Termine lassen sich als Videokonferenz gestalten. Musst du zu allen Konferenzen, Team-Besprechungen, Briefings etc. oder kommt man ohne dich aus?

Wenn ein beruflicher Termin mit der Betreuungs-
zeit meiner Kinder kollidiert, frage ich mich immer, ob
es nötig ist, dass ich meine wertvolle Zeit mit meinen
Kindern dafür opfere und meine Kinder noch durch
Dritte/Vierte betreuen lasse oder ob man eventuell
ohne mich auskommt.

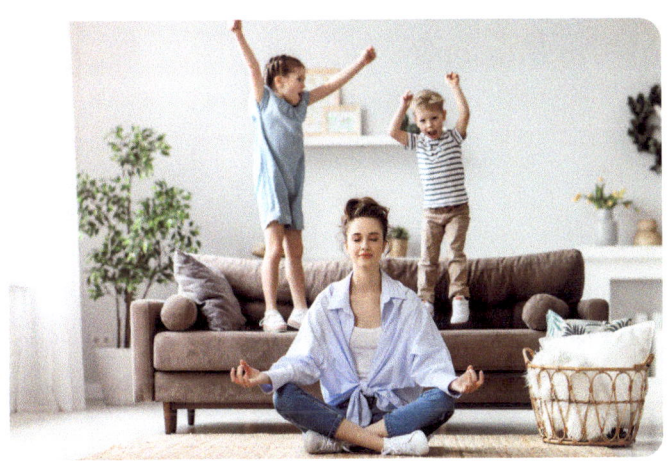

i *Was wir von Kindern lernen können*

Kinder leben im Hier und Jetzt! Sie gehen mit negativen Gefühlen und Erfahrungen anders um als
wir und erleben jeden Moment bewusst, indem
sie sich darauf einlassen ohne an „vorhin" oder
„später" zu denken. Kinder haben auch keine „To-

Do-Liste" im Kopf, die sie hemmt das zu tun was sie wollen. Sie tun es einfach! Und das ist wunderbar! Wir sollten uns öfter auf diese kindliche Sichtweise der Dinge einlassen, um die kleinen Dinge des Lebens bewusster zu erleben.

• •

b) *Im Haushalt*

„Chaos is a friend of mine."

• • • • • • • • • • • •

BOB DYLAN

Ihr kennt sicher auch die Haushalte, die ohne jegliches Chaos, immer aufgeräumt, ordentlich und sauber sind – egal wann man kommt!

Ordnung schaffen für mehr Klarheit

Gerade mit Kindern ist Ordnung im Haushalt ein schwieriges Thema und für viele Familien eine Dauerbaustelle, vor allem wenn man nicht minimalistisch lebt und im Hamsterrad des Alltags gefangen ist. Das tägliche Chaos im Haus kann enorm stressen. Obwohl du regelmäßig aufräumst und sortierst, hast du das Gefühl es ist immer unordentlich und die Baustellen nehmen nicht ab? Atme durch! Du hast Kinder! Halte dir vor Augen, dass es nicht perfekt aussehen muss bei euch und bewohnte Räume einen gemütlichen Charme haben! Dennoch gibt es kleine Tricks, wie du deinen Haushalt optimieren kannst, um geistig zur Ruhe zu kommen und dich an der neuen Ordnung erfreuen kannst.

„Ordnung führet zu allen Tugenden.
Aber was führet zur Ordnung?“

. . . .

GEORG CHRISTOPH LICHTENBERG

Stauraum schaffen und feste Plätze für alles

Stauraum, Stauraum, Stauraum – mein Tipp für alle Familien. Optimiert eure Räume so, dass ihr alles schnell und praktisch verstauen könnt und es obendrein ordentlich aussieht. Das entlastet den Geist und sorgt für innere Ruhe. Ein großer Schrank, im Flur zum Beispiel, kann helfen, zügig Jacken, Regenhosen, Fahrradhelme, Rucksäcke, Schulranzen, Hundeleinen etc. zu verstauen. Daneben eine Kinderbank zum Sitzen mit Staufach für Halstücher, Schals und Mützen. Für das Kinderzimmer gilt das Gleiche: Schränke, Truhen, Regalsysteme mit Kisten, alles was nutzt, um zügig die Spielsachen in die dafür vorgegebenen Kisten zu packen und weg zu räumen.

Versucht in jedem Raum feste Plätze für eure Objekte zu finden. Ist ein Objekt benutzt worden, kommt es umgehend an den Platz zurück wo es her kommt. Mit Kindern ist das manchmal schwierig umzusetzen, da können gerade zu Beginn „Durchgangs-Körbe", z.B. im Flur helfen, in die alles gelegt wird, was nicht an seinem Platz ist (das geht schnell zwischendurch) und dann darauf wartet weggeräumt zu werden.

Regelmäßig aufräumen

Dazu könnt ihr euch verregnete Sonntage vornehmen oder feste Termine machen (z.B. Montag: Wäsche falten und Kinderzimmer aufräumen). Gerade mit Kindern häufen sich täglich die Spielsachen, Zeitschriften, Malblätter etc. immer mehr in sämtlichen Zimmern. Versucht abends vor dem Essen das *Gros* zu beseitigen und die Dinge von den Kindern (spielerisch, z.B. mit Singen oder Zeit stoppen à la „Wer schafft in 3 Minuten am meisten wegzuräumen?") in die vorgesehenen Schubläden zu verstauen und wegzuräumen, dass es abends einladend aussieht für euren Feierabend.

Reduziere „Müll-Ecken" im Haus

Lieber Ordnungsboxen anschaffen, z.B. für Lego, Barbies und Puppen, Mal-, Näh-, Bastel-Utensilien etc. und Müll-Ecken, wo sich immer wieder Dinge wie von Wunderhand ansammeln, entfernen, z.B. indem ihr eine Lego-Spielecke oder eine Bastelecke gestaltet.

Ausmisten – immer wieder!

Trenne dich von Ballast und Dingen, die ihr nicht braucht! Das schafft Platz und Raum! Bleibt auch am Ball was das Aussortieren alter Kinderspiele, Sachen, Spielzeuge, Zeitungen etc. angeht. Da können auch die Kinder mithelfen und z.B. alte Spielzeuge in eine Flohmarkt-Kiste packen, um diese anschließend zu verkaufen. Älteren Kindern macht das meist viel Spaß! Du packst noch die aussortierten Sommersachen hinzu, fertig! Auch bei eBay oder anderen Anbietern lässt sich einiges loswerden, wenn du den zeitlichen Aufwand des Versands auf dich nimmst. In eurer Region findet ihr sicher auch Adressen von Secondhand-Läden oder Hilfsorganisationen, die gerne Spenden annehmen. Besonders gute Dinge oder Geschenke, die ihr nicht benötigt, lassen sich auch in einer „Geschenke-Kiste" sammeln. Bei jedem Anlass (wie Geburtstag oder Ostern) guckt ihr vorab in diese Kiste, ob sich dort nicht ein Mitbringsel finden lässt. So muss nicht immer etwas Neues gekauft werden. Das schont den Geldbeutel und die Umwelt.

Hilfe engagieren

Gerade wenn die Kinder klein sind oder du viel arbeitest und du das Gefühl hast nicht hinterher zu kommen im Haushalt, kann es sich lohnen über eine Putzhilfe nach zu denken. Definiere für dich welche Entlastung dir helfen würde.

Zum Beispiel: Ich wünsche mir 1 Mal pro Woche eine Putzhilfe, die das Haus und Badezimmer wischt.

Oder: Ich wünsche mir alle 6 Wochen einen Fensterputzer. Nutzt eure Kontakte im Freundeskreis, im Sportverein, Kindergarten/ Schule oder bei sog. „Mutti—Treffs" (Rückbildungskurse, Schwimmkurse, Musikfrüherziehung etc.).

Vielleicht brauchst du auch vorübergehend Hilfe mit dem Hund oder im Garten? Junge Leute bieten oft gern zum Aufbessern ihres Taschengeldes ihre Hilfe an als Hundesitter/ Gassigänger, zum Rasen mähen oder Hecke schneiden oder zum Aufpassen auf das Baby. Fragen kostet nichts! Vielleicht hast du jemanden in der Nachbarschaft, den du dir vorstellen könntest zu fragen. Ansonsten hängen in den Kindergärten oft Zettel aus von suchenden Babysittern und in den Einkaufsmärkten findest du am *Schwarzen Brett* Gesuche und Hilfsangebote. Gezielte Suchanfragen deinerseits bei Ebay können auch zum Erfolg führen.

Einkauf und Kochen?! Wann das noch?!

Ihr kommt von der Arbeit, kauft schnell das Nötigste ein, holt die Kinder, zuhause wartet die Spülmaschine, der Hund will raus, die Kinder fragen „Was machen wir heute?", indem sie ihre Sachen im Flur verteilen. Der normale Wahnsinn! Ihr habt auf der Arbeit den ganzen Tag nichts Vernünftiges gegessen und greift nach dem Ersten was euch in die Finger kommt! Kennt ihr das? Mit ein wenig Aufwand lässt sich das vermeiden!

Werde zum Prepper!

Bereite gesundes Essen im Vorfeld vor, indem du einen Großeinkauf machst (oder dein Partner) und dann so viel wie möglich vorbereitest, z.B. am Sonntag, wenn du eh mittags kochst oder an einem festen Nachmittag in der Woche, wo du Zeit hast mit den Kids?! Schnippelt Gemüse vor! Das geht gemeinsam mit guter Musik schnell von der Hand. Bereite damit Boxen für Gemüsesuppen, Bratgemüse oder Salatgläser vor, sodass du für jeden Tag schnell etwas Gutes zur Hand hast, das ruck, zuck zubereitet und beliebig um Beilagen ergänzt werden kann. Salatgläser mit Käse und Nüssen, sowie einem guten Öl machen sich auch in der Mittagspause im Büro gut! Hast du alles vorbereitet im Kühlschrank, entgehst du der Frage „Was essen wir heute?"

Ein Hoch auf Kochboxen

Vielleicht sind auch Kochboxen etwas für eure Familie? Verschiedene Anbieter offerieren als Abonnement eine breite Auswahl an Gerichten, die mit frischen Zutaten anhand von Kochkarten schnell und einfach zubereitet werden können. Die Kochboxen werden geliefert und du sparst somit den Einkauf und kannst dennoch was Frisches und Gesundes auf den Tisch bringen.

Die Kochkarten sind meist bebildert, sodass auch Kinder helfen können.

Achte bei den Anbietern von Kochboxen auf regionale Ware und wenig Verpackungsmüll. Die Abos sind individuell zu gestalten (Umfang, mit/ohne Fleisch, Personenzahl, Liefertermin), jederzeit kündbar, online zu verwalten und pausierbar (z.B. im Urlaub).

Mehr zum Thema „Gesündere Ernährung im Alltag" folgt in Kapitel 5.

Vielleicht hast du auch eine Perle von Putzhilfe gefunden, die an ihrem Putztag bei euch noch Essen kochen kann?

Oder deine Mutter, die an ihrem „Oma-Tag" Lust hat das Familienessen vorzubereiten, bevor sie die Kinder abholt, um dich zu entlasten?

c) *Familienmanagement*

Wenn du feststellst, dass dich das tägliche Familienmanagement stresst, das immer on top kommt, dann versuche folgende Punkte umzusetzen.

Aufgaben und Termine sichtbar machen

Schreibe zuerst alles auf, was im Bereich Familienmanagement zu erledigen ist, um eine allgemeine Bestandsaufnahme zu machen. Unterteile dann die Aufgaben in Aufgabenfelder (z.B. Schule/Kita, Arzttermine, Sport/Spielverabredungen, Einkauf, Wäsche...), um somit eine einsehbare Gesamtübersicht für dich und deinen Partner/ deine Partnerin zu erstellen. Diese kann dann im nächsten Schritt Anlass zum Austausch geben.

Aufgaben in Absprache teilen und Bereiche abstecken

Teilt nun alle diese Aufgaben in Absprache, sodass die Belastungen insgesamt gleichmäßiger verteilt werden. Dies kann auf den ersten Blick schwierig wirken, weil vielleicht Veränderungen innerhalb eures Familienmodells vorgenommen werden müssen.

Kommt daher über eure Absprachen wertschätzend und liebevoll ins Gespräch.

Formuliert dabei Ich-Botschaften und Wünsche, vermeidet Vorwürfe.

Beispielsweise könnt ihr euch die Bring- und Abholzeiten der Kinder teilen, das Vorbereiten der Brotdosen, die Fahrten zu den Arztterminen, zum Spielbesuch und die Elternabende.

Wer kümmert sich um die Wartungstermine rund um Auto und Haus, wer macht wann welche Rechnungen?

Wer macht was im Haushalt?

Wäsche waschen zum Beispiel kann die Aufgabe einer Person sein oder mehrerer, wenn ihr das Wegsortieren zum Familienauftrag deklariert.

Nein sagen lernen und Aufgaben abgeben

„Nein" sagen, heißt „ja" zu sich selbst zu sagen, eigene Bedürfnisse als wichtig anzuerkennen und sich frei zu machen von dem Denken, dass andere Personen um einen herum einen weniger schätzen würden.

Übe „nein sagen" regelrecht im Alltag.

Wenn dir dies sehr schwer fällt, dann mache dir bewusst, dass ein „NEIN" manchmal vonnöten ist, damit du selbstbestimmter leben kannst und versuche heraus zu finden, warum dir „nein sagen" so schwer fällt. Ist es begründet in:

- Angst vor Konsequenzen,
- Angst weniger gemocht zu werden und egoistisch zu wirken,
- Angst etwas zu verpassen

oder hast du das Bedürfnis gebraucht zu werden?

Als Strategie versuche öfter eine Bedenkzeit auszuhandeln, um nicht direkt eine Entscheidung treffen zu müssen. Nimm Abstand davon dich für ein „nein" zu rechtfertigen. Sag außerdem „nein" zu deinem Perfektionismus, der unterbewusst mit mahnender Stimme und dem Zeigefinger droht. Mache dir bewusst, dass du z.B. nicht jedes Jahr Elternvertreter/in sein musst, weil du denkst die Leute erwarten es von dir! Mach nur noch

Dinge, die dir Spaß bringen, sag öfter „nein" und somit „ja" zu dir bei Aufgaben, die nicht zwingend notwendig sind oder dir Mühe bereiten. Lerne, Dinge abzugeben!

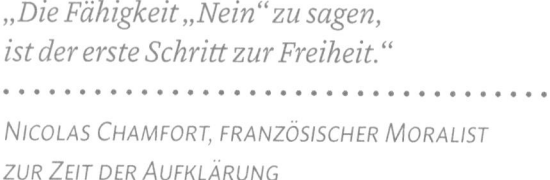

„Die Fähigkeit „Nein" zu sagen,
ist der erste Schritt zur Freiheit."
. . . .

NICOLAS CHAMFORT, FRANZÖSISCHER MORALIST
ZUR ZEIT DER AUFKLÄRUNG

Beispiel: Aufgabenübersicht

Aufgabenfeld	To do	Wer kann das erledigen?
Schule/ Kita	Elternabende	Elternabende Kita: ... Elternabende Schule: ...
	Eltern-Gespräche	Ich
	Gartentag	Alle
	Brotdosen	der, der die Kinder fährt
	Mittagessen Schule bestellen	...
Arzttermine Kinder	Zahnarzt, Kieferorthopäde, Kinderarzt	... ...

Aufgabenfeld	To do	Wer kann das erledigen?
Wäsche	...	...
...	...	...
Auto	Inspektion, Wartung, Reifenwechsel	...
Steuererklärung	...	...

d) In der Beziehung

Self-care

Der Begriff „Self-care" beschreibt den fürsorglichen Umgang mit sich selbst, dem Körper, sowie dem Geist und der Seele. Es geht darum die eigenen Bedürfnisse wahrzunehmen und ihnen nachzugeben.

Nur wenn wir unsere Bedürfnisse wahrnehmen und Ihnen Raum geben, können wir glücklich und entspannt leben.

Mein Appel: Nimm dir Zeit für dich!

Denn nur wenn es dir gut geht, kannst du für andere da sein!

Du solltest dir jeden Tag eine Pause zur Self-Care verordnen. Suche dir täglich einen ruhigen Ort oder Schaffensraum, klinke dich aus vom Alltags-Wahnsinn und nimm dir einen Moment der Ruhe, um zu dir zu finden, zu deinem inneren Gleichgewicht.

Dies kann ein morgendlicher Spaziergang mit dem Hund sein (bevor du die Kinder weckst), die Tasse Tee auf dem Balkon nach der Arbeit, das wöchentliche Tennis-Training oder eine Meditationspause am Abend.

Wenn es dir schwer fällt, etwas für dich zu tun, fange mit kleinen Dingen an, z.B. ein Schaumbad mit Chill-out-Musik und Kerzenschein oder reserviere feste Termine für dich im Terminkalender (z.B. am Baby-sitter-Donnerstag), wo du Zeit hast dich zu verabre-den, shoppen zu gehen, Sport zu machen oder was dir vorschwebt und dir gut tut. Du kannst auch eine Top-Ten-Liste anfertigen mit Dingen, die du entspannend findest und suchst dir bei Gelegenheit immer etwas Schönes von deiner Top-Ten-Liste aus. Hauptsache du nimmst dir bewusst Zeit für Dich! Dein Partner/ deine Partnerin kann in der Zeit etwas mit den Kindern un-ternehmen.

Rollenverteilung besprechen

Du kannst noch so feministisch veranlagt sein, ein Fakt ist und bleibt: Frauen kriegen die Kinder. Sobald die Kin-der da sind, ist die Rollenverteilung meist nicht mehr ausgewogen, da meist die Frauen in Elternzeit sind und danach Teilzeit arbeiten gehen oder zuhause bleiben zur Kinderbetreuung. Kindererziehung, -Betreuung, Haushalt kommt on top! Der Mann verdient das Geld!

Und schon kommst du dir vor wie in der Zeitkapsel zurück gebeamt und fragst dich manchmal insgeheim wie das passieren konnte!

Besprich mit deinem Partner deine Gefühlslage und versucht gemeinsam eine Lösung zu finden, sodass die täglichen Aufgaben gerechter verteilt werden können und wenn du mit der aktuellen Rollenverteilung nicht zufrieden bist, überlegt im Gespräch wie sich das zukünftig ändern lässt. Vielleicht würde dein Partner auch gern Elternzeit machen?

Kommunikation über Belastungen

Scheue dich nicht über deine Belastungen zu reden. Besonders wenn es dir zuviel ist, solltest du deinem Partner kommunizieren, dass du Aufgaben nicht schaffst und diese anders verteilt werden müssen in der Familie. Vielleicht nimmt dein Partner gar nicht wahr, dass es dir in eurem aktuellen Familienmodell nicht gut geht oder dich bestimmte Aufgabenbereiche stressen?

Positive thinking

„Ich bin ein alter Mann und ich habe viel Schreckliches erlebt, doch das meiste davon ist nie eingetreten."
. . . .
(MARK TWAIN)

Als Eltern hat man immer was zu tun und immer zu wenig Zeit für sich/ als Paar und eigentlich für alles – besonders wenn die Kinder noch klein sind. Meist kann man noch so produktiv sein, am Ende des Tages denken wir an die Dinge, die liegen geblieben sind (wieder mal). Werde dir bewusst, dass du mit negativen Gedanken nichts erreichst. Dreh den Spieß doch einfach mal um, denn Optimismus ist nachweislich gut für Körper und Seele und lindert Stress. Also weniger jammern!

Der Grundtenor sollte sein:

Was habe ich/ haben wir heute eigentlich alles geschafft?

Wenn die Kinder nach einem langen Tag unverletzt und vergnügt ins Bett fallen, die Spülmaschine zwei Mal lief, das Bad wieder sauber ist, Essen frisch gekocht wurde und der Hund draußen war und friedlich schläft ist das doch was! Ach was, das ist VERDAMMT perfekt!!! Wen interessiert da, ob die Fenster geputzt wurden, die

Steuererklärung noch auf dem Tisch liegt oder die Abrechnung für die Beihilfe noch wartet?

Zählt abends auf WAS ihr geschafft habt und erfreut euch daran! Nehmt den Rest mit Humor!

Positive Mind
Positive Vibes
Positive Life

e) Weiteres

Ihr habt neben all diesen Aufgaben sicher noch vieles mehr was ihr zu erledigen habt! Sei es, dass ihr noch Angehörige versorgt, ehrenamtliche Tätigkeiten wahrnehmt, euch in der Schule der Kinder engagiert und z.B. dort immer den Basar plant, bei jedem Gartentag im Kindergarten dabei seid, immer Samstags zu Oma Ilse ins Seniorenheim fahrt oder noch an eurer beruflichen Laufbahn feilt und Fortbildungen, sowie Wochenendseminare abarbeiten müsst. Seid auch in diesen Bereichen ehrlich zu euch und formuliert offen und konkret was euch stresst. Leitet daraus wieder Wünsche ab und versucht diese umzusetzen! Das muss nicht alles von heute auf morgen sein. Seht es als Prozess!

Reflexion verhilft uns dazu besser zu werden!

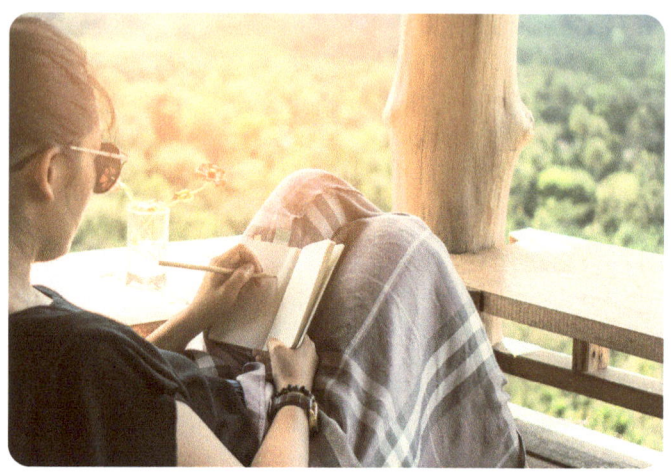

3.

Zeitmanagement und Organisation

Perfektionismus adé – Mittelmäßigkeit verschafft dir Zeit

Bist du ein Perfektionist? Möchtest du es allen und vor allem dir in allen Bereichen deines Lebens perfekt machen? Perfektionismus bezeichnet hohe Ansprüche und Erwartungen an sich selbst, gekoppelt an den Gedanken, dass die Erwartungen von außen an einen selbst derartiger Natur sind und an den Glaubenssatz, dass die Wertschätzung anderer reduziert ausfallen könnte, wenn diese Erwartungen nicht erfüllt werden. In einem ausgefüllten Alltag im ständigen Spagat zwischen Familie und Beruf steht einem dieser negative Perfektionismus meist im Weg, verursacht Druck und Stress und stiehlt uns wertvolle (Qualitäts-)Zeit.

Doch er lässt sich mit ein paar Tipps überwinden!

Für alle Lebensbereiche (außer für deine Partnerschaft /dein Eheleben!) würde ich dir daher empfehlen den folgenden Glaubenssatz zu übernehmen „Es muss nicht perfekt sein!".

Das kann dir im Job, sowie im Haushalt und in der Erziehung der Kinder helfen Druck abzubauen! Werfen wir einen Blick auf die verschiedenen Lebensbereiche.

a) Im Job

Tipps:

- Überzeuge mit Authentizität, Kompetenz, Humor und Charme, statt verkniffener Perfektion! *Beispiel:* Auf deiner Präsentationsfolie für deine Vorstellung in einer Konferenz sind Rechtschreibfehler, weil du keine Zeit zum Korrekturlesen hattest? Überspiele sie gekonnt: „Ach, das war die Stelle, wo mein Kind die Windeln voll hatte!" Na und!? That´s Life! Andere Kollegen/Innen oder deine Kunden haben auch Kinder, die finden sich in dieser Situation wieder und werden dich feiern für diese Ehrlichkeit und Sympathie!

- Lege deinen detailliebenden Tunnel-Blick ab und fokussiere das Große und Ganze an. *Beispiel:* Welche Aussage möchte ich mit meinem Pitch morgen im Meeting machen und wie steigere ich effizient die Aufmerksamkeit der Zuhörer?

- Hör auf dich mit anderen zu vergleichen! *Beispiel:* Der neue junge Kollege, der ist immer ausgeschlafen, motiviert und top vorbereitet? Das muss er, er ist Anfänger! Du bist schon alter Hase im Business und kannst ökonomisch und energieeffizient arbeiten aufgrund deiner Erfahrung!

- Sei Fehlern gegenüber aufgeschlossen und lerne mit konstruktiver Kritik umzugehen! Sie bringt dich weiter!

Pareto-Prinzip

Vielleicht hast du schon einmal vom sog. Pareto-Prinzip gehört? Das Pareto-Prinzip, welches benannt wurde nach Vilfredo Pareto (1848-1923, italienischer Ingenieur, Ökonom und Soziologe) besagt zusammengefasst, dass 80 % der Ergebnisse mit 20 % des Gesamtaufwandes erreicht werden.

Die verbleibenden 20 % der Ergebnisse erfordern mit 80 % des Gesamtaufwandes die quantitativ meiste Arbeit und stehen somit meist (wenn wir ehrlich sind) in keinem Verhältnis! Imperfektion spart Kraft und Zeit, die du an anderer Stelle investieren kannst.

b) Im Haushalt

Den Sonntag am Schreibtisch verbracht, die Arbeitswoche vorbereitet, die Wäsche aber türmt sich noch und das Bad ist immer noch ungeputzt! Wenn du ein Fan von Planungen und Listen bist, könnten dir folgende Strategien helfen, dem Chaos Herr zu werden. Einigen Menschen hilft das Planen aller Aufgaben, um gedanklich ruhiger zu werden und um das Gefühl zu haben alle Aufgaben bewältigen zu können. Das sind die Kontrollfreaks unter uns, zu denen ich mich auch zählen darf.

Kinder helfen gerne

Wie in Kapitel 3 beschrieben, teile eure familiären Pflichten und Aufgaben auf. Beziehe die Kinder dabei mit ein.

Meist freuen sich (zumindest jüngere) Kinder, wenn sie helfen können und sind stolz regelmäßige Aufgaben zu haben. Müll hinaus bringen kann schon aufregend sein für kleine Kinder! Als „Wäsche-Roboter" können deine Kinder auch die von dir gefaltete Wäsche in ihre Schränke bringen. Am herrlichsten sind die Begleitgeräusche dabei.

Der Haushaltsdienst kann natürlich auch mit Taschengeld vergütet werden (bei größeren Kindern) oder zum Beispiel mit einem Bonus-Sticker-System für

Grundschulkinder: hat das Kind 6 Sternsticker erhalten, gibt es eine kleine Belohnung. Deiner Kreativität sind dabei keine Grenzen gesetzt. Der Vorteil dieser Methode ist, dass deine Kinder es bald als selbstverständlich betrachten werden im Haushalt zu helfen und du auch zukünftig nicht lange darum bitten musst (bis zur Pubertät vielleicht).

Feste Tage für feste Aufgaben können helfen

Aufgabenstellungen können im Haushaltsplaner (selber machen oder z.B. als Magnettafel für den Kühlschrank) für alle sichtbar festgehalten werden. Notiere wer wann was erledigen soll.

Trage auch ein wer wann welche Aufgaben erledigen darf, z.B. Müll raus bringen, Spülmaschine ausräumen, Tischdienst (aufdecken, abdecken), Rasen mähen (bei älteren Kindern) etc. (s. Kapitel 2).

Selbstverständlich sollten die Aufgaben altersangemessen sein. Wenn du noch sehr kleine Kinder hast, versuche sie bei deinen Aufgaben mit einzubeziehen, bzw. dabei zu haben, dass nicht alle Aufgaben im kinderfreien Abend abzuarbeiten sind.

Neue Regeln aufstellen

- Überlege was bei euch sinnvoll und hilfreich umzusetzen wäre.

- Schreibe alle Aufgaben im Haushalt auf, notiere ggf. auch wer diese Aufgaben aktuell macht.

- Formuliere neue Regeln für euren Haushalt. Überlege dabei was dir helfen würde.

- Besprich mit deiner Familie wer welche Aufgaben übernehmen und wann (mit Blick auf euren Wochenplan, eure Arbeits- und Aktivitäten-Zeiten) erledigen kann, damit nicht alles an dir hängen bleibt.

- Erstellt dann gemeinsam euren Haushaltsplan. Die Visualisierung verschont dich vor weiteren Diskussionen, sofern du bisher alle Aufgaben allein gemeistert hast.

Tipp:

Mit jüngeren Kindern kannst du einen Plan basteln und mit Zeichen für „Aufräumen", „Tischdienst" etc. bespicken. Bastelideen findest du z.B. bei *pinterest*. Ältere (weniger motivierte) Teenager könnten auch einen digitalen Haushaltsplaner erstellen.

c) *Im Familienmanagement*

Termine mit Kindern stressfrei halten

Wie du weißt, ist das Zeitgefühl von Kindern und Erwachsenen völlig unterschiedlich! Du bist spät dran, musst zur Arbeit – dein Kind hat aber einen Marienkäfer auf einem Blatt gesehen, den es ausgiebig betrachten muss! Zeitdruck ist ein Fremdwort für unsere (kleineren) Kinder und das ist auch gut so!

Damit du dennoch entspannt bleiben kannst bei Termindruck können folgende Tipps helfen.

Tipps:

- Besprich mit deinen Kindern den Tagesablauf. So wissen sie was auf sie zu kommt und du ersparst dir Diskussionen über die Notwendigkeit z.B. das Spiel zu unterbrechen, um zum Zahnarzt zu fahren.

- Plane genug Zeitvorlauf ein, bevor du los musst, falls das Anziehen oder Haare kämmen beim Nachwuchs mal wieder länger dauert.

- Taschen, Utensilien, Dokumente etc. im Vorfeld zusammen suchen und bereit stellen. Du kannst am Vorabend schon alles packen für den kommenden Tag: deine Arbeitstasche, Ranzen, Kita-Rucksack, den Einkaufskorb mit Liste, eine Tasche mit den Dokumenten für die U-Untersuchung des Kindes (bspw.) und den Turnbeutel für die anschließende Turnstunde. Damit sparst du dir Zeit und Nerven und kannst den Kindern helfen sich fertig zu machen.

- Im Spiel und mit Singen geht alles schneller. Versuche deine Kinder spielerisch oder mit Liedern zu motivieren, wenn sie z.B. morgens keine Lust haben sich anzuziehen für die Kita oder ihr Seeräuber-Spiel zu unterbrechen, um zum Arzt zu fahren.

Beispiel: „1-2-3 alle Kinder kommen herbei! Wer ist als Erster angezogen?" oder singe einfach darauf los und besinge was du tust, die Kinder werden dir folgen: „Ich suche meine Schuhe, ich ziehe meine Schuhe an, ich suche meine Jacke, ich ziehe meine Jacke an. Ich bin fertig, wer ist denn jetzt dran (u.s.w.)?"

4.

Gesündere Ernährung im Alltag – Wie kriege ich das hin?

Neben ausreichend Schlaf ist deine Ernährung aus-schlaggebend für dein Energie- und Stresslevel. Über den Punkt „ausreichend Schlaf" brauchen wir nicht re-den, wenn du kleine Kinder hast! Es ist eine Phase heißt es immer so schön – eine lange Phase mit zu wenig Schlaf! Das wirkt sich auf unseren Tagesablauf aus, da brauchen wir uns nichts vormachen.

Energie und Power wünschen wir uns. Müdigkeit und Mittagstief kennen wir! Dennoch können wir mit unserer Ernährung viel steuern und Müdigkeit, Abge-schlagenheit und Alltagswahnsinn den Kampf ansagen.

ℹ Essen bei Stress

In stressigen Situationen braucht unser Gehirn viel Energie. Fast-Food, nährstoffarme Speisen oder Süßes nähren uns nicht. Das Gehirn for-dert dann die Aufnahme von noch mehr süßen, fettigen, sowie suchterzeugenden Substanzen (Zucker, Salz, Fett, Kaffee, Nikotin, Alkohol), was wiederum oxidativen Stress in unseren Zellen verursacht, Entspannung und Regeneration ver-hindert und somit genau das Gegenteil bewirkt. Ein Teufelskreis!

Meal Prep (s. Kapitel 3)

Gemüse und Obst sind nicht nur wichtige Nährstofflie-
feranten, sondern können auch ernährungsmitbedingte
Krankheiten wie Bluthochdruck, Schlaganfall, koronare
Herzkrankheiten und bestimmte Krebskrankheiten reduzieren. Das Preppen gesunder Snacks und Gerichte
ist daher ein gutes Werkzeug, um dem Snacken im Alltag vorzubeugen.

Sei es, dass du einen stressigen Arbeitsalltag hast,
im Spagat zwischen Kinderbetreuung und Berufsall-
tag fest steckst oder zum ungesunden Snacken neigst,
weil dein kleines Kind vielleicht nachts schlecht schläft.
Mache dir dein Problem bewusst! Löse das Problem!

Wirke ihm entgegen, indem du regelmäßig etwas Gesundes griffbereit hast.

Das können Salatgläser sein, Gemüsegläschen, Müsli-
Mischungen, Joghurtgläser oder auch fertige, frische
Gerichte mit Gemüse im Glas ohne Zusatzstoffe, die
man mittlerweile überall kaufen kann und beliebig zum
Snacken oder gepimpt (je nach eigenem Ernährungs-
konzept) als Mahlzeit zu sich nehmen kann.

Das Schöne dabei: deiner Kreativität sind beim
Preppen keine Grenzen gesetzt und vielleicht entdeckst du dadurch wieder mehr Freude dich näher mit
dem Thema gesunde Ernährung für die Familie auseinander zu setzen. Zum Preppen kannst du einfach

Marmeladengläser oder Gläser jeglicher Form mit Deckel nutzen, du musst nichts kaufen.

Mit Meal Prep Zeit sparen und gesünder essen.

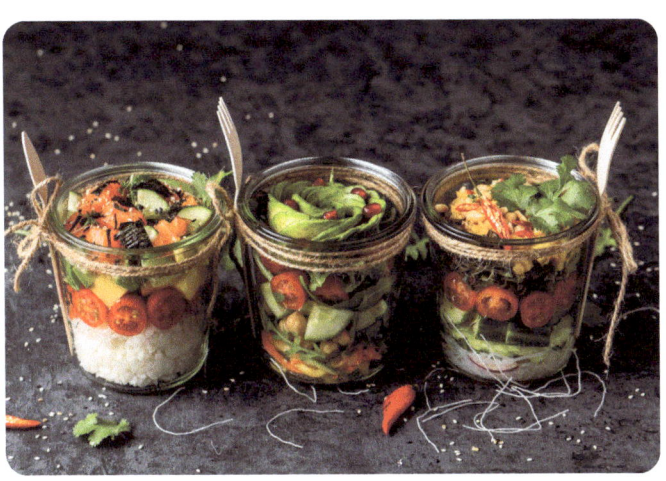

Beispiel für ein ballaststoffreiches Frühstück:

Granola im Glas

Du brauchst:
- Dinkel-Haferflocken
- Leinsamen (geschrotet)
- Kokosöl
- Zimt, Kardamon

Zubereitung:
Erhitze einen Löffel Kokosöl, füge Dinkel-Haferflocken hinzu, würze mit Zimt und Kardamon und wende alles bis es knusprig ist. Du kannst die Mischung abkühlen lassen und abfüllen in ein Glas, sowie sofort essen mit Obststücken, mit Milch oder Joghurt, mit geraspelten Möhren – wie du magst!

Tipp:

Das Granola lässt sich auch super in Gläsern vorbereiten und kann nett hergerichtet auch immer als „gesundes" Geschenk weiter gereicht werden.

Süßer Nachmittagssnack:

Joghurt-Spaß im Glas

Du brauchst:
- Naturjoghurt (je nach Personenzahl)
- Honig
- Obst nach Wahl
- Mandeln/ Nüsse

Zubereitung:

Fülle in ein kleines Glas zuerst bis zur Mitte den Naturjoghurt, gib einen großen Löffel Obst dazu, etwas Honig und gehackte Mandeln oder Nüsse.

Tipp:

Kinder mögen das auch und vor allem lieben sie es, wenn ganz unten im Glas „eine Überraschung" versteckt ist, die es zu „erlöffeln" gilt (z.B. ein Keks).

Go Green for the Glow

Das Preppen kann dir helfen mehr Gemüse und Obst in deine tägliche Ernährung zu integrieren, weniger Zucker zu konsumieren, um Insulinpeaks zu vermeiden und somit Müdigkeits- und Energietiefs zu umschiffen. Des Weiteren kannst du mit wenigen Hacks deine Ernährung und dein Allgemeinbefinden verbessern, z.B. indem du dir einmal täglich grünen Saft jeglicher Art zubereitest. Gut für den Stoffwechsel, dein Allgemeinbefinden und deine Haut.

Grüner Saft

Zutaten:
Salat, Zitrone, Wasser

Zubereitung:
Nimm dir eine Handvoll Salat (z.B. Rucola oder Spinat) und gib diese in einen Mixer. Gib dazu den Saft einer ausgepressten Zitrone und fülle alles mit Wasser auf. Mixen und genießen!

Tipp:

Falls du es süßer magst, kombiniere den Saft mit Mango oder Ananas.

 China Study

Vielleicht hast du schon einmal von der sog. China Study gehört? Im Sachbuch „The China Study" von T. Colin Campbell, emeritierter Professor für Biochemie an der Cornell University, und seinem Sohn Thomas M. Campbell aus dem Jahre 2004 werden mögliche Zusammenhänge von Ernährung und Erkrankungen beschrieben. Campbell und Campbell beschreiben wie der Konsum von frischem Gemüse und Obst sich positiv auf den körperlichen Stoffwechsel, Erkrankungserscheinungen und den Energiehaushalt auswirken. Dies ist aber ein Feld für sich. Für den Anfang empfehle ich dir einfach einen grünen Saft am Tag – probiere es aus! Dein Wunsch auf Süßes wird schwinden!

. . . .

Trotz gesunder Ernährung solltest du dir auch ab und zu etwas gönnen ohne ein schlechtes Gewissen zu haben. Das kann ein sog. Cheat day sein, ein Schlemmerpudding bei Shopping Queen, ein Tee-Ritual am Nachmittag..., was dir gut tut! Denn kleine Pausen erhalten die Motivation.

Mindful eating

Aber nicht nur WAS wir essen entscheidet über unsere Nährstoffaufnahme, sondern auch WIE wir essen. Meist essen wir unterwegs, zwischen zwei Terminen, beim Lesen der Mails oder schnell bevor wir die Kinder holen nach der Arbeit im Auto. Dieser Punkt des Essens in Ruhe und im Sitzen ist für mich der Schwierigste von allen im Alltagsspagat zwischen Job und Kinderbetreuung, aber es lohnt sich an dieser Einstellung zu arbeiten. Nur durch ein achtsames Geniessen des Essens, fühlen wir wann wir satt sind und essen somit bewusster und meist weniger. Das Geheimnis des achtsamen Essens besteht außerdem im langen Kauen, denn das Sättigungsgefühl stellt sich erst nach ca. 20 min ein. Kaue jeden Bissen ausreichend und lange (20- 30 mal kauen/ Bissen), um die Geschmäcker und die Konsistenz des Essens wahr zu nehmen. Wenn wir wieder lernen, Essen bewusst aufzunehmen und zu genießen, dann werden wir automatisch wieder mehr Wert auf gute und gesunde Lebensmittel legen.

Tipp:

Hole auch hier deinen Partner/ deine Partnerin mit ins Boot, falls das Thema „Ernährung" bei euch ausbaufähig ist und setzt euch gemeinsame Ziele. Das motiviert und erhöht die Chance auf kleine Veränderungen!

5.

Bewegung ist das A und O – mit oder trotz Kindern fit sein

Kennst du das? Dein Alltag ist voll, das Augenlid zuckt, die Hände kribbeln, vielleicht tut dir aber auch oft der Rücken weh? Keine Zeit für Sport? Höre auf deinen Körper, er will dir was sagen!

ℹ️ Bewegung / Sport

Regelmäßige Bewegung vertreibt nicht nur schlechte Laune, sondern erhöht auch die Effektivität unserer grauen Zellen und steigert unsere Lebenserwartung. Bewegung senkt nachweislich das Krebsrisiko, stärkt das Herz-Kreislauf-System und beugt somit Erkrankungen des gesamten Bewegungs- und Stützapparates vor.

Für Mütter

- **Nach der Schwangerschaft und Geburt**
  Nimm dir trotz Baby die Zeit einen Rückbildungskurs zu machen. So wirst du langsam wieder beweglicher, spürst deine Muskeln wieder intensiver und noch besser kannst dich in Ruhe (!) mit anderen Müttern über den neuen Alltag austauschen.
  Wenn es gut läuft, baust du nette (langanhaltende) Kontakte auf, die dich auf dem Abenteuerweg

Erziehung begleiten und immer mit guten Ratschlä-
gen und einem Mutti-Plausch zur Seite stehen, wenn
es nötig ist!
Es gibt auch viele weitere Angebote für Eltern, um gemeinsam mit dem Baby sanfte Fitness zu betreiben
(z.B. Kanga-Kurse, Park-Fitness oder Walking-Grup-
pen mit Kinderwagen). Erkundige dich was in deiner
Stadt und Umgebung angeboten wird oder wenn du
die Stille vorziehst, unternimm lange Spaziergänge,
die frische Luft wird euch gut tun und dabei vergisst
man auch einmal lange, schlaflose Nächte.

- **Mit Kleinkind(ern)**

Wenn die Kleinen größer und irgendwann mobiler
sind, ergeben sich viele Möglichkeiten sich fit zu halten oder wieder fitter zu werden. Du kannst einen
Jogger für den Nachwuchs oder Fahrradanhänger
besorgen (gibt es auch mit Babyschale!), um deine
Touren zu drehen. Du kannst in Fitness-Clubs gehen,
teilweise gibt es in Großstädten auch welche mit Kinderbetreuung. Du kannst dich in Kursen anmelden
zu Zumba, Yoga oder Bauch-Beine-Po oder einfach
zuhause mit der DVD trainieren (Yoga, Krafttraining,
Fitness mit Kind...). Es gibt viele Möglichkeiten, finde
etwas was dir Spaß bereitet. Und sei es nur der tägliche Spaziergang mit deinem Zwerg zum Spielplatz.
Aber sei aktiv!

- **Mit Schulkindern**
  Endlich sind dem Bewegungsdrang keine Grenzen mehr gesetzt: alles ist möglich, gemeinsam oder allein, wenn die Kids betreut sind, z.B.:

  - **Spazieren und Wandern**
  - **Fahrradtouren**
  - **Inline-Skaten, Skateboard fahren**
  - **Schwimmen**
  - **SUPen, Segeln, Rudern, Kanu fahren**
  - **Angeln**
  - **Ballsportarten**
  - **Reiten**
  - **Hundesportarten** (auch Kinder können gute Hundeführer sein)
  - ....

Wenn du deine Kinder früh an Bewegung und das Aktivsein heran führst, wird es für sie selbstverständlich werden und ihnen auch später im Erwachsenenleben helfen Spannungen im Alltag abzubauen und eine höhere Resilienz im Alltag aufzubauen.

6.

Entschleunigung üben und im Alltag integrieren

Keine Zeit als Argument ablegen

Bei all den Aufgaben eines Tages vergessen wir uns selbst! Einfach dasitzen, vor uns hinschauen?! Ich weiß nicht wie es dir dabei geht, für mich ist dies ein ungewöhnliches Bild der Vorstellung und hat mit meinem Alltag in meinem Hamsterrad nichts zu tun. Aus leidlicher Erfahrung weiß ich wie wichtig es ist in uns hinein zu horchen, auf unsere innere Stimme zu hören, die ab und an nach der Pausentaste verlangt, bevor körperliche Symptome auftreten, wenn wir diese Stimme ignorieren.

Mein Appell: Nimm deine eigenen Bedürfnisse wahr!

Höre in dich hinein! Mache dir bewusst, dass deine Familie nur gut gemanagt werden kann, wenn es dir gut geht! Selbstreflexion als dein Schlüssel zur Entspannung!

Feste Zeitfenster für dich planen – du planst eh alles!

Hier sind wir wieder bei self-care angelangt. Wenn es dir schwer fällt, dich im Alltag heraus zu nehmen, um für dich zu sorgen, dann mache dir bewusst, dass deine Kraft-Ressourcen endlich sind! Fällt es dir schwer etwas für dich zu tun, so plane tägliche oder wöchentliche CARE-Zeiten für dich ein, z.B. Mittwoch nachmittags kommt der Babysitter und du hast 2 Stunden Zeit für dich. Versuche in dieser Zeit nicht produktiv Dinge auf deiner To-Do-Liste abzuarbeiten, sondern dir auch eine Pause für dich (für Sport, einen Kaffee mit der Freundin, einem Feierabendbier mit dem Freund etc.) zu gönnen.

Keine Kraft, immer müde? – Leere den Terminkalender!

Falls du schon länger unter einer Erschöpfung leiden solltest, leere deinen Kalender und ziehe dich zurück, um wieder Kraft zu tanken und zur Ruhe zu kommen. In unserer multimedialen Welt ist die Reizüberflutung ein Problem und die Tatsache immer und für jeden erreichbar zu sein, ist purer Dauerstress. Stress ist Gift für unser Immunsystem und wir schütten das Stresshormon Cortisol aus, welches Entzündungsreaktionen im Körper auslöst und eine Übersäuerung zur Folge hat.

Tipp:

Abwarten und Tee trinken! Die meisten Termine können warten. Fokus nach innen, um dann wieder gezielt nach Außen schauen zu können!

Entspannungstechniken erlernen

Das mag dir merkwürdig oder befremdlich vorkommen, aber manchmal kommen wir an einen Punkt im Leben, wo wir offen für Neues sein sollten. Entspannungstechniken kennst du sicher viele: Autogenes Training, Progressive Muskelentspannung, Hypnose, Biofeedback, Yoga und viele mehr. Wie viele machst du davon, um im Alltag zu bestehen?

Suche dir eine Entspannungstechnik, die dir entspricht und die du leicht in deinen Alltag integrieren kannst. Dies kann Yoga oder Tai-Chi sein oder eine einfache Atemtechnik, die du in deinen Pausen durchführst. Zeitökonomische und effiziente Methoden sind dein Ding? Dann versuche es doch einmal mit dieser einfachen Atemübung für Zwischendurch:

Atemübung 1

Schließe deine Augen und atme bewusst 21 Mal ein und aus. Lege dabei deine Hände auf deinen Bauch.

Atemübung 2

Atme 4 Sekunden bewusst ein und 4 Sekunden bewusst aus. Eine Minute lang. Versuche an nichts zu denken dabei.

Weitere Möglichkeiten der Entspannung bieten Meditationen, die den Fokus wieder nach innen richten und dir die Möglichkeit geben deine Balance zu halten.

Mini-Meditation

Setze dich bequem auf den Boden. Lege die Hände auf deinen Knien ab.

Atme eine Minute lang tief ein und aus. Versuche an NICHTS zu denken. Konzentriere dich nur auf deinen Atem!

Bei Youtube und Co finden sich etliche Angebote – vielleicht ist das ein Weg zur Ruhe für dich?!

Routine-Entspannungstechniken helfen Stress abzubauen und die Konzentration zu verbessern. Wie wäre
es außerdem mit Smartphone-Detox? Dies muss nicht
gleich das ganze Wochenende sein.

Smartphone-Detox

Gönne dir Smartphone-Pausen. Halte dich dabei an
vorher aufgestellte Regeln.

Beispiel:
- Smartphone beim Essen weglegen.
- Kein Smartphone im Schlafzimmer!
- Kein Smartphone beim Spiele-Nachmittag mit den
  Kids.

7.

Als Paar agieren

Ein französisches Sprichwort besagt: „Allein läufst du schneller (den Lebensweg), aber zu zweit läufst du weiter!"

In diesen bewegten Zeiten inmitten von Tinder und Co, wo viele Menschen Probleme haben sich auf eine Person fest zu legen und eine dauerhafte, stabile Bindung einzugehen und womöglich noch Kinder groß zu ziehen, können wir uns glücklich schätzen, wenn wir einen passenden Topf zu unserem Deckel gefunden haben und den Familienwahnsinn gemeinsam managen können.

Dabei sind folgende Aspekte für eine erfüllte Paar-Beziehung mit Kindern der Schlüssel:

Kommunikation

Wie anstrengend die Zeiten auch sind, bleibt im Gespräch über alle euch bewegenden Themen miteinander. Lebt den Austausch, sei es direkt face à face oder per WhatsApp. Manchmal reicht ein einfaches „Wie geht es dir (wirklich)?", um sich bei Wein und Käseplatte intensiv über Job, Erziehungsfragen, Wochenplan und Co. auszutauschen.

Habt Verständnis, wenn ein Versuch der Kommunikation zwischen euch im Alltag einmal aufgrund verschiedener Umstände nicht funktioniert.

Beispiel: Die Kinder spielen lautstark und dein Partner sitzt gerade über der Steuererklärung und ist daher auf dem Ohr „Wir brauchen einen Fensterputzer." taub, weil er die Message zwischen den Zeilen wie:„Mir ist das alles zu viel, ich schaffe das nicht alleine." gerade nicht aufnehmen kann. Versuche es später mit deinem Anliegen noch einmal und versuche auch in der Kommunikation mit deinem Partner oder deiner Partnerin deine Wünsche und Vorstellungen klar zu formulieren.

In unserem Beispiel hätte also die Aussage: „Ich wünsche mir, dass wir uns nach einem Fensterputzer umschauen, ich schaffe das nicht mehr." in einer entspannten Situation, z.B. wenn die Kinder im Bett sind, mehr Erfolg beim Empfänger anzukommen.

Nehmt ihr eine Entfremdung bei euch wahr, versucht auch darüber ins Gespräch zu kommen. Eine liebe Freundin verriet mir einmal folgenden Tipp zum intensiveren Austausch in ihrer Beziehung:

Tipp:

Setzt euch immer freitags zusammen hin, macht es euch gemütlich und jede/r erhält 5 min Gesprächszeit, wo er/sie alles loswerden kann, was ihm/ihr durch den Kopf geht. Der Partner/ Die Partnerin hört nur zu, kommentiert nichts und darf danach die redende Rolle übernehmen.

Gemeinsame Planung und Organisation des Familienalltags

Zieht für euch aus den o.g. Tipps und Lifehacks Brauchbares für eure individuelle Lebenssituation heraus und versucht gerade in puncto Planung und Organisation gemeinsam an einem Strang zu ziehen.

Wertschätzendes Miteinander

Wertschätzung gibt nicht nur Kraft, sondern drückt auch Respekt und Wohlwollen dem Gegenüber aus und steigert so das Selbstwertgefühl. Gleichzeitig lebt ihr euren Kindern einen empathischen Umgang mit den Mitmenschen vor, eine soziale Kompetenz, die sie im Leben voran bringen wird.

Zeit zu zweit

Ein Kind als Ende der Zweisamkeit?

Oft müssen Eltern nach dem ersten Baby lernen die Verantwortung für ihr Kind an Andere abzugeben. Sie müssen akzeptieren, dass ihr Kind auch bei den Großeltern oder beim Babysitter gut versorgt ist und dass sie das Recht haben, sich Zeit als Paar zu nehmen. Erschreckend viele Eltern tun dies nicht und laufen auf

Dauer Gefahr unterschiedliche Wege einzuschlagen, sich mißverstanden zu fühlen oder allein gelassen vom Anderen. Trifft das auf dich zu?

Mein Appell: Das Konzept der *self-care* übertragt bitte auf eure Beziehung. Vergesst euch nicht trotz Schnullerfee, Kita-Fest, Geburtstagsfeier und so weiter. Reserviert euch feste Dates, geht ins Kino oder Theater, trefft Freunde (ohne Kinder) und unternehmt gemeinsam etwas. Verbringt Qualitätszeit miteinander! Haltet euch vor Augen, dass ihr immer noch ein Liebespaar seid, mit allem was dazu gehört und nicht nur Mama und Papa! Eine Liebesbeziehung will gepflegt werden, die gibt es nicht geschenkt!

Ideen:

- Überrasche deine Partnerin/ deinen Partner mal wieder, indem du ein Date organisierst.
- Buche den Babysitter und gönnt euch eine wilde Nacht in einem Hotelzimmer!
- Reserviert euch einen Wochentag, wo ihr gemeinsam essen geht und versucht weniger über die Kinder zu sprechen als viel mehr von euch.
- Schmiedet Pläne! Sei es für die Zukunft, für den Urlaub …

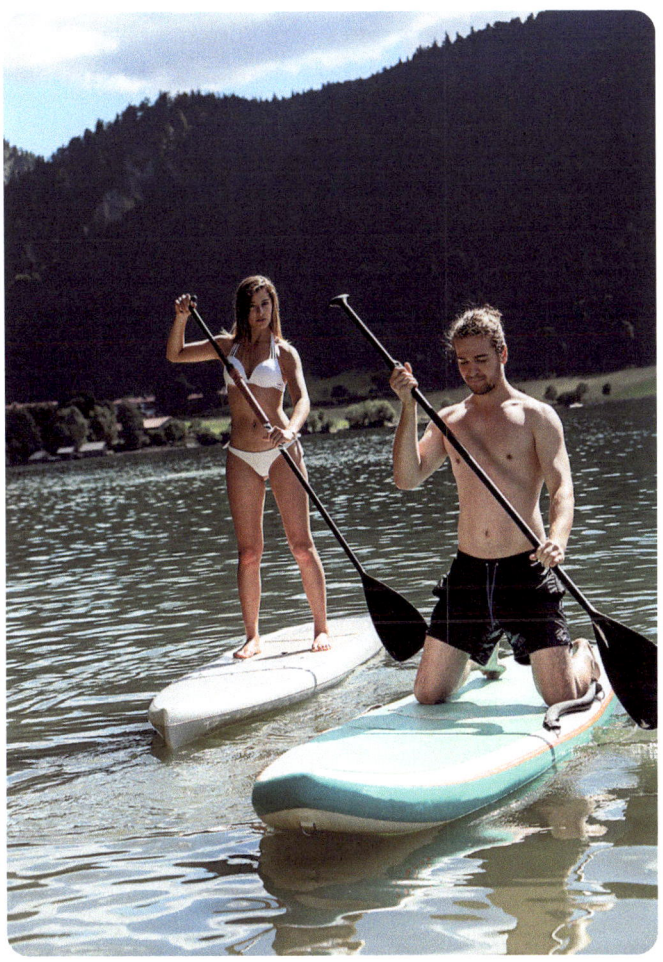

Wir sind am Ende meines Ratgebers angekommen. Viele dieser Aspekte sind dir sicher bewusst, aber manchmal brauchen wir wieder einen Anstoß uns mit bestimmten Dingen und Fragen analytisch auseinander zu setzen.

Mein Vorschlag an dich

Nimm dir doch Zettel und Stift und notiere für dich kapitelweise was du aufgrund deiner aktuellen Lebenssituation in den verschiedenen Bereichen als stressig empfindest, welche „Baustellen" du siehst und welche Wünsche und Vorstellungen du daraus ableiten kannst.

Notiere dir dann die Ideen und Lifehacks, die du für dich übernehmen kannst, um sie in deinen Alltag zu implementieren. Falls du dich für mehrere Tipps und Hacks entscheidest, dann versuche nicht alles auf einmal umzusetzen, sondern fange bei den „Großbaustellen" (z.B. Ernährung) an.

Ich wünsche Dir viel Erfolg dabei!

Über die Autorin

Janet Tannen, geboren 1983, hat als Oberstudienrätin an einem Gymnasium und Mutter von 2 Kindern langjährige Erfahrung im Bereich Pädagogik und darin den Wahnsinn des Spagats zwischen Beruf und Familie zu managen.

In diesem Ratgeber möchte die Autorin wertvolle und erprobte Tipps und Ideen zur Stressreduktion im Alltag an die Leser weiter geben.

Die in diesem Buch enthaltenen Informationen und Ratschläge wurden von der Autorin gewissenhaft recherchiert

und im Alltagswahnsinn erprobt.

Eine Garantie für euer Glück kann nicht übernommen werden.